T! 46.

T. 2617.
9. H.

APERÇUS HISTORIQUES

OU

HISTOIRE SOMMAIRE

DE LA

MÉDECINE,

SUIVIS

D'UNE NOTICE HISTORIQUE

Sur le baron ROQUEPLAN DE LESTRADE, *lieutenant-général des armées du Roi.*

PAR C. TARDY, DOCTEUR EN MÉDECINE,

MEMBRE DE LA SOCIÉTÉ D'AGRICULTURE, SCIENCES, ARTS ET COMMERCE DU PUY.

(*Haute-Loire.*)

BIBLIOTHÈQUE DU ROI

PUY,

IMPRIMERIE DE CLET, RUE DU COLLÉGE.

1830.

APERÇUS HISTORIQUES

OU

HISTOIRE SOMMAIRE

DE LA

MÉDECINE.

Vita brevis, ars longa, *Hipp.*

Un Précis de notions historiques sur la médecine, dès son origine jusqu'à nos jours, peut intéresser les savans de toutes les classes, il peut convenir à une Société des sciences et des arts, empressée de recueillir tout ce qui les concerne et en caractérise les principes et la base. (*)

Ce Précis uniquement destiné aux médecins serait de bien peu de valeur, mais l'homme de lettres qui, pour son instruction, aime à remonter vers les siècles reculés, pourra y trouver avec satisfaction, à peu de frais, la marche primitive et progressive d'une science indispensable à l'humanité et liée aux connaissances les plus brillantes.

Bacon désirait, pour éviter les grandes et pénibles recherches dans l'instruction, un livre petit et bon sur de vastes matières ; cet opuscule, sans avoir la prétention de remplir la principale condition du petit livre de Bacon, pourra renouveler aux médecins la chronologie des théories et des faits, en quelques pages ; il pourra suffire, comme accessoire, aux hommes éclairés d'une autre profession ; ils pourront y considérer les sciences et la

(*) Ces Aperçus historiques ont été lus par l'auteur, dans les séances du 4 juin, du 3 juillet 1829, de la Société d'agriculture, sciences, arts et commerce du Puy.

médecine liées sous les mêmes influences ; tantôt éclipsées et tantôt brillantes selon les diverses époques des âges ou des révolutions. Le sujet est vaste, mais j'ai dû le réduire, d'après mon projet, en une rapide analise et me borner à une légère esquisse.

J'offre à la Société une galerie des hommes les plus distingués en médecine, qui ont été, à travers tant de siècles, les fanaux de cette science dont ils furent les auteurs classiques. Pour me ménager une filière chronologique exacte jusqu'à nos jours, je n'ai pas eu besoin de m'étendre, en même temps, sur beaucoup d'auteurs dont j'aurais pu parler, ni sur tous les ouvrages de ceux que j'ai cités ; mon choix s'est fixé sur les hommes, comme sur les ouvrages les plus saillans.

En médecine, comme dans les sciences abstraites, des hommes d'une imagination ardente, emportés par leur génie, peu satisfaits des lenteurs de l'observation, ont cru pouvoir accélérer les progrès de la science en se créant un système de leurs connaissances positives, comme des inductions illimitées ou des utopies qu'ils s'étaient complus à en tirer ; mais presque tous les auteurs ont moins pratiqué d'après leur nouvelle théorie que d'après la pratique d'Hippocrate et de leurs prédécesseurs, soit par crainte de compromettre leurs malades ou par un tact d'instinct médical; s'ils s'en sont écartés, des revers les ont bientôt ramenés sur le terrain de l'expérience. Les systèmes les plus exclusifs sont ceux qui disparaissent le plutôt, parce qu'ils bouleverseraient l'art s'ils étaient admis, ou plutôt, s'ils n'étaient bientôt reconnus inadmissibles, d'après les écrits des grands maîtres ou des grands praticiens qui ont toujours reconnu pour principe fondamentale que la médecine est toute entière dans les observations de tous les temps : *Ars medica tota in observationibus*. Il peut même résulter de ces débats quelques traits de lumière propres à servir au développement de quelques notions ou de quelque principe dans l'intérêt de la science qui tend toujours à s'éclairer et à s'agrandir.

La santé est l'état naturel de l'homme; mais de combien d'organes plus ou moins délicats son organisation n'est-elle pas composée ? à combien de fonctions propres et relatives ces organes ne sont-ils pas destinés ? à combien d'influences délétères ne sont-ils pas assujettis ? aussi voyons-nous la vie humaine souvent bornée à quelques jours, à peu d'années, ou n'être qu'une longue prolongation d'un état maladif qui semble se perpétuer dans l'existence prolongée de certains individus.

Considérons l'homme, dès sa naissance, dans un état de délicatesse, de dénuement, d'imbécillité, en butte à des élémens très-actifs et inhabitués, qui agissent sur un sujet d'autant plus irritable qu'il touche de plus près à sa formation ; suivons-le dans son accroissement lent et pénible, dans son adolescence troublée par le développement, souvent orageux, d'un système d'un nouvel ordre, et agitée par la fougue des passions qui en résultent ; suivons-le dans sa laborieuse maturité, dans sa décadence et dans la décrépitude où il retombe, dans le dénuement et dans l'imbécillité, nous le verrons à tout âge sujet à la maladie et aux souffrances. L'homme a donc dû, dès son existence, naturellement s'étudier à trouver les moyens de calmer la douleur et de guérir la maladie; de là les premiers linéamens de la médecine. Ces premiers essais non guère moins anciens que le genre humain ont dû s'éclairer et s'étendre avec le développement progressif de l'intelligence et de la civilisation de l'homme.

Les voyageurs rapportent que les peuplades les plus sauvages ont une médecine et une chirurgie, qu'elles savent distinguer certaines maladies et y appliquer un traitement, fruit de l'expérience et de l'observation. Ces peuples nous représentent l'enfance du genre humain; il est donc inutile d'aller chercher, dans l'obscurité des temps fabuleux, l'origine de la médecine; nous nous bornerons à observer que, dans les temps reculés, les hommes les plus instruits, les plus riches et les princes même s'intéressaient beaucoup à l'art de soulager l'humanité souffrante et le cultivaient souvent eux-mêmes. Linus, Orphée et Musée, les plus anciens des poëtes connus, chantèrent, en vers, l'art qui apaise la douleur, rend la santé et prolonge la vie. Homère sut décrire les blessures de ses héros, leurs pansemens et les succès même des topiques; il représente la plupart de ses héros les plus distingués, doués de connaissances médicales, tels qu'Achille qui guérit Télèphe avec une mille-feuilles, *Achillea millefolium*, Télamon, Teucer, Patrocle, Antélicus, Ulysse et les deux fils d'Esculape, Machaon qui périt sous les murs de Troie et Podalire qui, au retour du siège de cette ville, ayant fait naufrage sur les côtes de la Carie, fut conduit chez le roi Damétas dont la fille venait de tomber du haut d'une maison; Podalire la rappela à la vie, en la saignant des deux bras. Cette cure lui valut la main de la princesse avec un important territoire.

Ce fut sous le règne d'Amasis que les Grecs commencèrent à fréquenter l'Egypte; Solon y puisa ses lois et les Grecs en apportèrent leurs premières instructions en médecine que les Egyptiens avaient été chercher dans l'Inde.

Esculape qui avait eu pour maître le centaure Chiron, se distingua, dans un temps encore d'ignorance, dans l'art de guérir; un peu de chirurgie, quelques applications topiques étaient alors à peu près toutes les ressources de la médecine. On consacra néanmoins des temples à Esculape, vraisemblablement après sa mort ; les plus renommés furent ceux d'Epidaure, de Cos, de Cnide. Esculape fut le père d'une longue suite de médecins ; sa nombreuse famille s'appelait Asclépiade. Dans ces temps, la médecine était concentrée dans quelques familles distinguées et elle était transmise, comme un sacerdoce, de père en fils. Les malades étaient portés dans les temples consacrés à Esculape, où ils attendaient au milieu des cérémonies religieuses la réponse du Dieu qui avait été consulté sur la maladie et elle était rendue par un des Asclépiades. L'histoire de la maladie et la réponse du Dieu étaient inscrites et restaient affichées dans le temple. Bientôt les philosophes démasquèrent ces traitemens mystérieux et cultivant eux-mêmes la médecine, ils l'exercèrent auprès du lit des malades avec plus de franchise et de simplicité. Ces philosophes réunirent ainsi la médecine à la philosophie, Thalès à Milet, Taxæris en Scithie, Pithagore à Crotone, son disciple Empédoclès à Agrigente, Démocrite à Abdère, Hippocrate, le plus distingué en médecine, à Cos.

Hippocrate naquit à l'île de Cos, 460 ans

avant notre ère ; il était de la famille Asclépiade, le huitième descendant d'Esculape. Ce genie qui a tant honoré la Grèce eut pour maître, indépendamment des leçons de son père Héraclide, le savant Hérodicus ; doué d'un sens droit et d'un jugement à dévancer plusieurs siècles, il jugea que la médecine trop confondue avec la philosophie, y était entravée ; il sut, sans cependant les éloigner, créer à la médecine des méthodes si saillantes et si positives qu'elle en reçut plus de relief et devint plus propre à éclairer elle-même, par réciprocité, la philosophie morale et physique. Hippocrate réunissait au génie le plus pénétrant une vaste et solide érudition ; observateur exact et profond, il ne voyait les choses réellement que comme elles étaient : aussi ses observations justifiées par celles des grands médecins qui l'ont suivi, sont-elles de modèles d'ordre, d'exactitude et de précision, sans l'appui des raisonnemens, ce qui l'a fait appeler le père de la médecine, quoiqu'il n'en fut pas le créateur.

Hippocrate, appelé par les Abdéritains qui prenaient pour démence les profondes méditations de Démocrite, trouva celui-ci occupé à étudier la nature dans les entrailles des animaux; ces deux grands hommes se lièrent d'une étroite et constante amitié.

Le jeune Perdicas, fils d'Alexandre de Macédoine, était atteint d'une maladie de langueur qui le consumait; Hippocrate discerna que cette maladie était l'effet d'une violente passion de ce jeune homme pour Phila, la maîtresse favorite de son père: la passion fut satisfaite et la santé fut rétablie. Dans la suite le même remède produisit le même effet sur le jeune Antiochus qui dépérissait de la même maladie, également passionné pour Stratonice, la maîtresse favorite de son père; cette dernière cure est attribuée à Erasistrate.

Trois célèbres écoles de médecine fleurissaient dans la Grèce, en même temps, à Rhodes, à Cnide et à Cos. Les deux dernières furent long-temps rivales et cette rivalité leur valut de grands progrès. Euriphon et Ctésias, qui devint le médecin d'Artaxerxès, étaient à la tête de l'école de Cnide; tandis qu'Hippocrate était à la tête de celle de Cos.

La pratique d'Hippocrate, fondée sur la

coction et les crises, fut souvent expectante durant le cours des maladies aigues. Dans leur début, d'après les indications, il avait recours aux saignées, au vomitif, ou à un purgatif; la maladie ainsi disposée à moins d'activite, indépendamment de l'indication remplie, il tenait le malade à la diète, aux délayans, aux tempérans, aux béchiques, en laissant agir la nature qu'il appelait médicatrice; néanmoins dans les cas graves ou pressans il avait à sa disposition des dérivatifs ou des révulsifs plus ou moins actifs, des lavemens, des fomentations, des bains, des cataplasmes simples ou sinapisés, les sangsues, les ventouses, les rubefians et des vésicans. Sur la fin de la maladie, lorsque la fièvre commençait à cesser, pour faciliter les évacuations alvines, il administrait le lait d'ânesse où il délayait quelque léger purgatif, en forme de laxatif, et il terminait sur la fin de la maladie par purger. Il avait sans doute observé que les purgatifs dont on a pu abuser, avaient éminemment un effet dérivatif ou révulsif, que comme évacuans, ils diminuaient généralement la quantité des fluides circulans, qu'ils agissaient alors comme antiphlogistiques, qu'ils dégageaient les parties surchargées, en facilitaient le ressort de la tonicité et par conséquent l'exercice des fonctions.

Les connaissances d'Hippocrate ne lui fournissaient pas d'aussi grandes ressources dans les maladies chroniques qui sont encore souvent, de nos jours, l'écueil de la médecine.

Les ouvrages d'Hippocrate nous ont été transmis avec une sorte de vénération. Il a laissé peu de choses en anatomie, parce qu'il n'était pas alors permis de disséquer des cadavres humains. On a de lui une ostéologie, une description des viscères contenus dans la poitrine et dans l'abdomen, quelques aperçus phisiologiques qu'on a rajeunis dans des ouvrages modernes. Ses meilleurs écrits sont ses livres de la diéte, les coaques, les pronostics, ses épidémies, les livres des maladies des femmes, ses aphorismes et son traité des airs, des eaux et des vents dont nous avons une excellente traduction de l'an 1800, par le docteur Coray, son distingué compatriote. Ce médecin possédant par principes la langue grecque, sa langue maternelle, a ajouté à sa traduction des variantes et des corrections pour l'intelligence du texte quelquefois altéré par les traducteurs. Ses notes savantes forment un volume ; il a cherché a concilier plusieurs observations qui diffèrent dans les principes perfectionnés des notions physiques modernes ou dont la différence n'est que dans celle des pays, des climats et des mœurs.

On croit communément qu'Hippocrate vécut 104 ans ; il mourut en effet très-âgé, dans la Thessalie, il eut pour successeurs, dans sa profession, ses fils Thessalus et Draco et son gendre Polibe qui a laissé quelques écrits qui ont pu être confondus avec ceux d'Hippocrate.

Platon et Aristote qui vinrent peu de temps après Hippocrate, passionnés pour l'étude de la nature, s'attachèrent à l'étude de la médecine. Platon en donna une théorie basée sur celle d'Hippocrate, dans son timée ; Aristote, célèbre en histoire naturelle, voulut aussi écrire sur la médecine ; mais il le fit d'une manière défectueuse.

L'école de Pithagore fournit quelques médecins distingués. Acron d'Agrigente fut le chef d'une secte nommée empirique, qui ne raisonnait que sur l'expérience des faits ; Sérapion qui fonda une école célèbre à Alexandrie, développa la méthode d'Acron.

Le médecin d'alors le plus distingué après Hippocrate, fut Dioclès qui se conforma à ses principes, dans sa pratique et dans ses écrits qui ont beaucoup été copiés dans la suite. Praxagore qui vint après Dioclès, en suivit d'abord la méthode clinique, mais il finit par abuser des vomitifs dont il avait d'abord éprouvé quelqu'utilité.

Chrisippe, médecin de Cnide, vécut 150 ans après Hippocrate; il fut partisan de l'abstinence, des bains, des lavemens et de l'exercice; il eût pour disciples Hérophile et Erasistrate : Hérophile descendait de la famille des Asclépiades; Erasistrate était le petit-fils d'Aristote; l'anatomie leur doit ses premiers progrès; ils disséquèrent des cadavres humains dans la fameuse école d'Alexandrie, sous le premier Ptolomée et sous son fils Ptolomée Philadelphe, successeurs d'Alexandre. Ces princes protégeaient puissamment les savans qu'ils entretenaient dans leur palais. Il fallait alors la protection toute puissante de ces rois pour que les Egyptiens qui avaient un grand respect pour les morts, ne s'insurgeassent contre les anatomistes. C'est sans doute cette horreur contre la dissection qui a fait croire qu'Hérophile et Erasistrate avaient disséqué des hommes vivans. Ces deux anatomistes suivirent en médecine la même pratique de leur maître Chrisippe ; on leur doit en partie la création de la bibliothèque d'Alexandrie dont le second Ptolomée recueillit plus de vingt mille volumes. Non seulement les Ptolomée firent de grandes acquisitions de livres, mais ils s'occupèrent de faire traduire beaucoup de livres étrangers en langue grecque. Ptolomée Philadelphe fit venir de la Judée à Alexandrie, sous le grand Pontificat d'Eléazard, six juifs des plus instruits de chaque tribu, pour traduire en grec les livres de Moïse, il en résulta la Bible dite des septante, qui dans la suite revue et corrigée par Origène et St-Jérôme, fut appelée la Vulgate.

La bibliothèque d'Alexandrie fut brûlée dans la guerre civile entre César et Pompée. César ayant abordé à Alexandrie, lors même du meurtre de Pompée son gendre, sur le sort duquel il versa quelques larmes, fut lui-même assailli par des Egyptiens et fut obligé de se retrancher, n'ayant que peu de troupes ;

avec lui. Pour conserver ses vaisseaux, il fit mettre le feu à la flotte égyptienne ; l'incendie se communiqua au Bruchium où était la bibliothèque, quatre cent mille volumes furent la proie des flammes. Marc-Antoine, pour réparer cette perte, fit présent à Cléopâtre de la bibliothèque de Pergame, composée de deux cent mille volumes réunis par les Attales, princes passionnés pour les sciences et les arts.

Du temps d'Hérophile et d'Erasistrate, la médecine, qui avait resté réunie en un seul corps, depuis Hippocrate, pendant 200 ans, fut divisée en trois branches : la première traitait de la médecine interne, elle fut appelée diététique ; la seconde, sous le nom de chirurgie, n'était appliquée qu'aux opérations de la main et à l'emploi des topiques ; la troisième, appelée pharmacie, était chargée de la préparation des remèdes qu'employoient les deux branches précédentes qui de nos jours viennent d'être réunies. Une classe audacieuse, autant qu'ignorante pullula de ces trois branches, s'y attacha comme parasite, et s'y est de tout temps maintenue : c'est celle des charlatans et des batteleurs, très-active en remèdes secrets ; l'emphatique célébrité qu'elle tâche de leur donner est si éphémère que leur prétendue efficacité radicale est ridicule et dangereuse ; malheureusement, il se trouve des hommes instruits qui s'enrôlent encore, par le vil appas du gain, sous cette honteuse bannière, journellement les annonces et les affiches publiques n'en présentent que trop la preuve.

Chez les Romains, la médecine resta long-temps dans l'obscurité. Ce peuple avait également négligé l'architecture, la musique et les autres beaux arts. Les Romains affectèrent long-temps un mépris pour les sciences et les arts des Grecs. Caton le censeur disait qu'il fallait les étudier, mais en passant. Il aimait la médecine et il en composa plusieurs livres ; trop aveuglé par sa passion contre les écoles grecques, il s'adonna à des remèdes superstitieux et ridicules ; résultat naturel de l'ignorance et de l'obstination.

Le premier médecin distingué chez les Romains fut Asclépiade, de Prasia en Bithinie, il fut l'ami de Ciceron. Elevé dans l'école des rhéteurs et rhéteur lui-même, il noya la médecine dans des systèmes philosophiques, mais

BIBLIOTHÈQUE ROYALE

il s'écarta peu de la pratique d'Hippocrate. Il eut pour disciple Thémison qui fut le chef du système méthodique. Thémison divisait les maladies en trois classes, par densité, par relâchement et en mixte. Il recommanda beaucoup dans ses ouvrages les sangsues, les cataplasmes et les bains. La méthode de Thémison à été fréquemment renouvelée, et surtout de nos jours, sous le nom de Solidisme. Thessalus son disciple voulant enchérir sur son maître, ne fit consister la médecine qu'à serrer ou relâcher les solides ; par cette pratique, il prétendait que l'étude de la médecine n'était que l'affaire de six mois. Ses connaissances durent être aussi bornées que sa pratique. (On peut faire ici le rapprochement de Cullen qui s'est conformé, le siècle dernier, au solidisme de Thémison et de son disciple Brown qui a imité Thessalus.)

Athenée médecin de Cilicie, zélé partisan de la pratique d'Hippocrate, en rétablit exactement la pratique en conformité des principes de ce grand homme ; il fut imité par Arétée de Cappadoce qui a fort bien écrit sur l'histoire des maladies et sur leur traitement, et qui s'occupa moins de rechercher les causes spécieuses des maladies, qu'à en observer la marche.

Celse, que Quintilien désigne pour un homme d'un génie perçant, a bien écrit sur la médecine et la chirurgie, notamment sur les maladies des yeux ; il opérait la cataracte, pratiquait la lithotomie ; il a donné une bonne description de cette opération par le petit appareil. Il sut cautériser les pustules charbonneuses. Dans les fractures non consolidées des extrémités avec fausse articulation, le cal n'ayant pu avoir lieu après un temps déterminé, Celse conseillait de frotter les extrémités des os l'une contre l'autre, afin d'y exciter une inflammation qui put faire suinter les surfaces pour faciliter le calus, *ut quasi recens fiat ;* cette méthode a pu réussir, mais les modernes préfèrent dans ce cas scier légèrement les deux extrémités qu'on remet en contact. Celse a laissé également un précepte qui a été souvent pris en considération par les modernes : que dans les maladies lentes, chroniques, il faut travailler à faire changer le caractère de la maladie, en le rendant plus vif, et le rapprocher de celui des fièvres aigues ; on a néanmoins observé qu'il peut y avoir souvent du danger à amener à l'état aigu des phlegmaties chroniques, ce qui pourrait hâter la perte du malade.

Celse a écrit huit livres : quatre sur la médecine interne, quatre sur la chirurgie et la matière médicale ; il a de plus écrit sur la rhétorique, sur l'art militaire et sur l'agriculture ; son style était clair et pur ; il a été jugé digne d'être comparé aux bons écrivains du siècle d'Auguste.

Dans le même temps vivait Cælius Aurelianus né en Afrique ; on ignore où il a pratiqué ; ses ouvrages copiés, comme il en convient, de Soranus d'Ephèse, médecin de l'école d'Alexandrie, qui avait pratiqué la médecine à Rome sous les règnes de Trajan et d'Adrien, sont estimés et encore souvent cités ; il a donné une description de la goutte, de ses symptômes et de ses effets : elle est plus fréquente, dit-il, chez les hommes que chez les femmes ; elle vient dans l'âge adulte, elle est héréditaire et reconnait souvent pour causes l'ivrognerie et l'indolence. Il recommandait dans le traitement de la folie, les sangsues et les ventouses scarifiées à la nuque et aux épaules, la diète, un régime antiphlogistique et les stimulans révulsifs sur la peau. De nos jours on n'a guère mieux à faire dans bien des cas, en y joignant le régime moral, comme faisaient les anciens.

Jusqu'à Galien on ne trouve plus de médecins distingués ; les deux plus renommés sont Andromaque qui inventa la thériaque et dioscoride qui a écrit cinq livres sur les plantes, les animaux et les minéraux avec assez d'ordre et d'exactitude. Pline, le naturaliste, écrivit quelques livres sur la médecine, il ne prescrivit pour remèdes que des végétaux.

Galien né à Pergame exerça la médecine à Athènes, puis à Alexandrie, enfin à Rome où il fut très-considéré de Marc-Aurèle et de Lucius-Verus qu'il guérit d'une maladie très-grave. Il commenta les livres d'Hippocrate, il en admit les principes et en suivit la pratique, quoiqu'il différât sur quelques points de théorie. Il est considéré comme le chef des Humoristes ; ses ouvrages fort étendus et par fois diffus par trop de métaphysique, donnèrent lieu dans la suite à des fausses interprétations. On a de lui quelques livres sur la chirurgie qui prouvent qu'il a dû la bien exercer. Il donna le meilleur traité d'anatomie jusqu'à lui, enrichi de réflexions physiologiques dont les modernes ont su tirer bon parti. Sa matière médicale et sa pharmacie sont encore estimées. Galien est après Hippocrate le médecin le plus célèbre de l'antiquité. La plus belle édition de ses ouvrages est celle de Paris en, 13 volumes, en grec et en latin, imprimée par le soin de René Chartier, qui donna également une édition des œuvres réunies d'Hippocrate.

Constantin ayant transporté le Siége de l'empire romain dans l'orient, les sciences et les arts l'y suivirent. Alexandrie redevint florissante par la médecine et par la culture de toutes les sciences; Orobase y enseignait avec distinction la médecine.

Aétius, né à Améda dans la Mésopotamie, et sur lequel Freind a donné une intéressante biographie, avait étudié la médecine à Alexandrie, il succéda à son maître Orobase. Il parait, d'après les écrits d'Aétius que le cautère actuel ou potentiel était beaucoup employé. Il le recommande beaucoup dans la paralysie, d'abord un à la nuque et trois ou quatre au sommet de la tête; il le conseille dans l'empième et la phtisie, il veut qu'on en place un sur chaque articulation de la clavicule avec le sternum, un sous chaque mamelle et deux autres au dos, vers la cinquième et sixième côte, ou, il y faisait placer des setons au lieu de cautère, et cette méthode est encore en activité dans la phtisie. Il employait la même méthode dans l'asthme invétéré, dans la lencophlegmatie. Il voulait qu'on fit une longue scarification au-dessus de chaque maléole interne.

Aétius paraît être le premier qui ait parlé du dragonneau que les Arabes ont nommé veine de Médine où il paraît que cette maladie était commune. Les Arabes ont douté qu'elle fut occasionnée par un ver; Soranus en avait déjà douté avant eux, ils ne la regardaient que comme une concrétion par suite d'une inflammation.

Aétius avait composé treize livres sur la médécine dont huit seulement ont été imprimés à Venise.

Alexandre de Trallès, né en Lydie, fut se fixer à Rome, après avoir parcouru la France, l'Espagne et l'Italie; ses ouvrages fort estimés ont été souvent cités; après lui parut Paul d'Egine. Il écrivit sur les maladies des femmes, sur les accouchemens et plus particulièrement sur la chirurgie, à laquelle il fit faire des progrès dans le manuel des opérations. Il passe pour avoir inventé la bronchotomie, ouverture de la trachée artère; il a fort bien désigné les cas qui l'exigent.

Les Sarrasins s'étant emparés de l'Egypte, le farouche Omar fit brûler la célèbre bibliothèque d'Alexandrie. Les livres des sciences et des arts furent proscrits et détruits, excepté ceux de la médecine qu'on jugea nécessaires à la conservation des hommes. Par une semblable monstruosité Ghi-Hoang-Ti, empereur de la Chine, avait également ordonné, 37 ans avant l'ère chrétienne, de brûler, sous peine de mort, tous les livres, excepté ceux de l'architecture et de la médecine. Enfin la prise de Constantinople par Mahomet II acheva la ruine du bas empire; mais la médecine resta en partie chez les Arabes. Ses écoles furent transférées à Antioche et à Bagdad; les Califes les protégèrent et elles eurent quelque éclat.

Mesué fut le premier professeur de l'école de Bagdad. Il fut secondé par le persan Rhasis que sa réputation fit appeler à Cordoue, près des Rois maures qui avaient passé de l'Asie et de l'Afrique en Espagne. Rhasis composa un traité complet de médecine, d'après les grands médecins qui l'avaient dévancé.

Avicenne, disciple de Rhasis, quoiqu'inférieur à son maître, jouit d'une brillante réputation à Séville où était la cour des Califes. Il a fait des utiles recherches sur les maladies des os; il a enseigné à ouvrir par le trépan l'os sternum, dans les abcès du médiastin; il a laissé des observations intéressantes sur les affections de la gorge et de la poitrine, il a le premier recommandé le lait d'ânesse dans ces deux dernières maladies.

Albucasis qui se distingua en chirurgie, qui perfora des calculs dans l'urètre, Avenhoard et Averrhoës furent les derniers médecins remarquables des Arabes.

Les médecins arabes s'occupèrent beaucoup du traitement de la gale, des dartres, des affections impétigineuses, de la lèpre, maladies très-communes chez eux. Il paraît qu'indépendamment de la lèpre, les Arabes introduisirent en Europe la rougeole et la variole.

Les médecins arabes avaient l'anatomie en aversion, par principe de religion ; ils firent peu de cas de la chirurgie et de la pharmacie.

Les Juifs qui avaient accompagné les Arabes en Espagne et qui étaient leurs facteurs et les approvisionneurs de leurs troupes, produisirent des médecins qui élevèrent des écoles à Tolède et à Cordoue. Ils furent bientôt les médecins des rois et de leur cour. Charlemagne en avait deux, Charles le chauve avait Zédéchias ; dans la suite, François Ier en renvoya un qu'il avait demandé à Charles-Quint, sans vouloir même lui parler de sa maladie, parce qu'il ne le crut pas véritablement juif.

Les prêtres et les moines qui s'étaient livrés à l'exercice de la médecine et qui voulaient s'en approprier le monopole, comme l'avaient fait autrefois ceux de l'Egypte, de la Grèce et les Druides dans les Gaules, contrarièrent beaucoup les médecins juifs, jusqu'à les faire interdire et poursuivre par les princes ; ils menacèrent d'excommunication les malades qui les emploieraient ; la médecine était presque totalement dans le clergé et dans es cloîtres ; des évêques étaient les médecins des princes et des rois ; mais la discipline ecclésiastique en souffrait beaucoup ; ces médecins se répandaient en tout lieu pour exercer ; il en résultait des abus dont s'occupèrent sérieusement les Conciles de Rheims et de Latran, qui, le premier en 1131 et le dernier en 1139, prononcèrent l'excommunication contre les moines qui continueraient de sortir de leur cloître pour aller exercer la médecine, sous prétexte de charité, et un interdit contre ceux qui les emploieraient ; enfin, quelque temps après une Bulle sépara la médecine du clergé.

Il est juste d'observer que, dans ce temps d'ignorance, le clergé et les moines ont conservé les dépôts des sciences et qu'on leur en doit la restauration.

Il paraît une histoire des ordres monastiques religieux et militaires de tous les pays, par le P. Hélyot, revue et corrigée dans un meilleur ordre par le baron de Roujoux, enrichie de 812 costumes. Cette histoire doit être regardée comme un complément de l'histoire de l'homme. On y trouvera de grands exemples de courage et de grandes déterminations pour affronter de grandes privations et les supporter avec sérénité, ce qui demande des forces morales et physiques à peine croyables, quoique bien attestées, et les religieux les ont employées avec succès dans la culture des sciences et des arts.

Les écoles de médecine de Paris et de Montpellier furent créées en France au commencement du 15.me siécle ; on prétend que celle de Montpellier le fut par des médecins arabes. Il parait qu'il y eut dans ces écoles, dès les premiers temps, un grand concours d'élèves. Parmi les premiers professeurs on distingue Arnaud, Gile de Corbeil, Pierre Dupont, Henri d'Hermondaville et Gordon qui professèrent dans les deux écoles.

On y enseigna l'anatomie, la physiologie d'Aristote et les principes de l'école de Salerne ; pour la pratique, on y démontra celle d'Hippocrate et de Galien qui ne différaient guère l'une de l'autre.

La chirurgie, qui avait été depuis longtemps négligée, était tombée entre les mains de la plus abjecte ignorance. Lenfranc, ha-

bile chirurgien, vint de Milan à Paris pour y enseigner la chirurgie : après lui, elle y fut enseignée avec le plus grand succès par Pithéard.

Gui-Dechauliac qui habitait Avignon, fut le plus distingué de ses contemporains en médecine. Il composa un petit traité de chirurgie qui a resté long-temps élémentaire dans nos écoles. Il a donné une description de la fameuse peste de 1346 qui parcourut en quatre ans presque tout le globe et fit les plus grands ravages; elle dura sept mois à Avignon. L'aimable et belle Laure dont les graces prédominaient encore sur la beauté, et qu'ont rendue célèbre l'amour et les vers de Pétrarque, y fut atteinte de la peste dont elle mourut après trois jours de maladie, le 11 avril 1348. Pétrarque dit dans une élégie où il s'écrie : *ô misera è horribili visione, etc. !* que Laure lui apparut en songe à Vérone, la nuit qui suivit le jour de sa mort qu'elle lui annonça, qu'à sa demande elle lui avoua qu'elle l'aimait, aveu que sans doute il avait eu de la peine à obtenir de son vivant. La mort qui frappait journellement tant de victimes, avait bien pu inspirer cette vision à un amant si

passionné que l'était Pétrarque, d'autant plus susceptible, que peu de temps avant il avait eu un semblable songe à Parme, sur la mort de son intime ami l'évêque de Lombès mort aussi de la peste, la veille de ce songe.

(De la médecine des Indiens): les médecins indiens, chinois, japonais font peu d'usage de la saignée et des purgatifs. Ils emploient beaucoup de calmans dont la plupart nous sont inconnus; non seulement ces remèdes calment, mais ils affectent encore l'imagination de douces rêveries; néanmoins leur médecine est beaucoup chirurgicale. L'acupuncture dont les Chinois sont réputés les inventeurs, est employée chez ces peuples d'un temps immémorial, d'après les rapports de Kœmpfer et de Ten-Rhyne. Elle est appliquée dans un grand nombre de maladies, sur la tête même, dans les affections soporeuses, sur le ventre dans les affections abdominales, dans les spasmes et les convulsions, dans les rhumatismes et dans les fluxions. Les aiguilles sont de la longueur de quatre pouces, toutes d'or ou d'argent sans alliage, durcies, pour qu'elles ne plient pas, par une trempe que peu de personnes connaissent. Elles sont sur-

montées d'un manche qui aide à faire pénétrer l'aiguille qui est droite, bien affilée et fine comme une corde à violon. Chez ces peuples, les médecins font aussi un grand usage de ventouses et de cautères actuels faits avec un fer blanchi au feu ou avec le moxa qui est l'ustion sur la peau du duvet d'une armoise orientale, *artemisia tomentosa Chinensis.* On ne voit guère d'Indiens ou de Chinois qui ne portent plusieurs stigmates de ces cautères. La vaccine doit être en activité dans la Chine sujette à la variole. L'Anglais sir Stauton, résidant à Canton, fit passer avant 1805 à la cour de Pekin une instruction sur la vaccine traduite de l'anglais en chinois.

La médecine a fait de tout temps un grand usage du moxa chez les divers peuples de l'Afrique, en Egypte, dans l'Ethiopie et la Libie, etc. On y emploie des cylindres de coton comme en Europe.

L'Angleterre trop occupée par des révolutions et dont les communications étaient moins faciles avec le continent, a resté très-retardée dans l'instruction médicale. Gadlesden, médecin d'Edouard II, écrivit le premier traité de médecine qui ait paru en Angleterre. Li-

nacre, qui fut obligé d'aller étudier la médecine en Italie, créa le collége des médecins de Londres, auquel il légua une belle maison à titre d'encouragement pour la tenue des séances. Ce collége devint florissant.

Après la prise de Constantinople par Mahomet II en 1453, les sciences s'étaient réfugiées en Italie, la médecine y compta des hommes distingués : Vésale qui fit plusieurs découvertes importantes en anatomie, à la méthode duquel on n'a encore rien innové dans le traitement des anévrismes, Carpi, Mercurialis, Cappi Vaccius, Calvus et Prosper Martian ; ils ont tous écrit avec succès.

L'Alchimie occupait des têtes exaltées, elle produisit des sectes ridicules, sous le nom de médecins astrologues, cabalistiques, théosophistes, thaumaturges. Les alchimistes les plus distingués furent le grand Albert en France, profond dans l'histoire naturelle et sur les mines ; Roger-Bacon qui inventa la poudre à canon en Angleterre : l'un était Dominicain, l'autre Cordelier; Arnaud de Villeneuve, Raymond de Lulle et Basile Valentin qui le premier composa les préparations antimoniales qui ont joué et jouent encore un grand rôle

dans la médecine ; leur application fut d'abord attaquée à outrance, comme dangereuse, par Gui Patin, célèbre par son érudition et par son éloquence.

Les Croisés et les Arabes avaient introduit la lèpre de l'orient dans l'Europe ; la France en fut tellement infectée, qu'on y comptait, d'après l'historien Mathieu Paris, vingt mille ladreries, en même temps en activité. Dès 1494 à 1496, la maladie vénérienne fit une explosion, s'étendit rapidement, d'après divers auteurs, sur une vaste étendue de pays et fut très-meurtrière. Les médecins se mirent à composer de nombreux ouvrages sur cette hideuse maladie. On trouve dans le traité des maladies vénériennes d'Astruc une liste chronologique de 606 médecins cités avec le texte de leurs ouvrages sur cette maladie et son traitement, dès l'époque de son explosion jusqu'en 1740 qu'écrivait Astruc. D'après quelques savans médecins, il parait qu'il régna dans ces temps une épidémie muqueuse prolongée qui compliqua la maladie vénérienne et occasionna les principaux ravages dont on se plaignait.

Albert de Brandebourg, duc de Prusse,

fonda en 1744 l'université de Kœnisberg dans laquelle on enseigna la médecine. La jeunesse de la Pologne, de la Lithuanie, de la Livonie et de la Courlande y affluait. Le célèbre Kant y a professé dans la suite la philosophie et a fait les plus beaux jours de cette école en y attirant des milliers d'étudians.

Les deux écoles de Paris et de Montpellier possédaient déjà d'excellens maîtres; on comptait à celle de Paris Jacot, Duret, Houlier, le célèbre Baillon et Fernet: dans celle de Montpellier, Jean Chapelain, Champier, Rondelet médecin naturaliste, Gaspard Bauhin, Laurent, Joubert, Nostradamus et Rabelais : ces deux derniers furent des génies brillans, mais bizarres.

La chirurgie commença à briller en France par les talens d'Ambroise Paré, de Pigrai, de Guillemau ses élèves et de Séverin Pineau; en Italie, par les connoissances profondes de Fabrice d'Aquapendente, qui écrivit un traité complet de chirurgie qui peut encore figurer parmi les livres élémentaires; et en Allemagne, par les talens de Fabrice de Hilden.

Beker et son disciple Staalh deviennent les

réformateurs de l'alchimie. Le maître et le disciple firent de la chimie, par l'application d'une sévère analyse, une science exacte dont les progrès sont devenus si rapides et si brillans que nous le voyons ; devenue auxiliaire de la médecine, celle-ci en espère de jour en jour des services encore plus importans.

Staalh était un de ces génies extraordinaires faits pour créer les sciences ; il entreprit de grandes réformes en médecine ; il choisit le mot ame pour exprimer le moteur général de la vie, que d'autres ont appelé sensibilité motrice, force nerveuse, principe vital, etc. Ce mot qui n'était qu'un être de raison et non l'ame immortelle, a occasionné des conséquences qui n'étaient pas dans les principes de l'auteur. C'est de ses ouvrages qu'a été extraite une grande partie de la physiologie moderne, surtout par l'école de Montpellier. Sa théorie des affections chroniques abdominales et son traité des flux hémorragiques présentent avec quelques restrictions de précieux matériaux pour la médecine pratique. Nous avons une belle dissertation de Staalh sur les affections pathologiques des âges. Dans l'enfance, la tête est plus particulièrement affectée et susceptible d'état fluxionnaire ; il explique par là le délire, les convulsions et les autres accidens nerveux qui leur surviennent, surtout dans la dentition. On peut observer ici que cet état fluxionnaire vers la tête se renouvelle dans la vieillesse ; dans l'enfance c'est la mobilité nerveuse et le système artériel qui agissent avec plus d'énergie sur le cerveau, et dans la vieillesse le système veineux qui favorise les apoplexies des vieillards, tandis que les enfans sont sujets à des hydropisies du cerveau d'après l'inflammation. Les vieillards deviennent mobiles comme les enfans, et peu de choses provoque leurs larmes. Staalh observe dans sa dissertation que la poitrine est la plus susceptible d'être affectée dans l'adolescence, au développement de l'organisme sexuel, le système artériel prédomine ; de là les phthisies pulmonaires ; dans l'âge viril c'est le bas ventre qui est le plus susceptible, et les vieillards sont sujets à des roideurs dans les articulations, aux nodosités de la goutte, à la gravelle ; leur caducité est investie de la perte de la mémoire, de la surdité et de la foiblesse de la vue. Staalh a été le premier à ne reconnaître hémorragies passives que celles occasionnées par violence extérieure, observation très-importante en médecine.

Vanhelmon, disciple alchimiste, conçut de grandes idées physiologiques qu'il a parsemées dans ses écrits; elles y sont encroutées d'erreurs et boursoufflées d'expressions exagérées, du milieu desquelles ont rejailli de brillantes vérités. Les médecins de l'école de Montpellier en ont tiré le plus grand parti, en les exposant dans leurs leçons avec plus de clarté, de pureté et de méthode. Vanhelmon a le premier fait connaître le système des forces épigastriques, les relations de l'estomac avec les autres organes et leurs actions respectivement sympathiques. Il a expliqué comment le diaphragme, situé entre la poitrine et le bas ventre, devient un point central et un mobile dans l'économie du corps vivant. Dans son langage, le grand archée ou moteur réside dans l'orifice supérieur de l'estomac; de là il dirige les petits archées des autres organes dans leurs diverses juridictions, et c'est de la régularité ou de l'irrégularité de cette subordination que dépend la santé ou la maladie. Il établit encore, pour les grandes fonctions, un triumvirat de pouvoir dans les trois cavités principales, la tête, la poitrine et le bas ventre, d'où émanent le système nerveux, la sanguification et la nutrition. Après lui, Bichat a également admis, dans ses belles recherches physiologiques sur la vie et la mort, un triumvirat composé du cerveau, des poumons et du cœur, agissant continuellement et essentiellement les uns sur les autres ; la mort générale suit toujours la cessation des fonctions de celui des trois qui meurt le premier, et fait ainsi cesser l'action de ses deux collaborateurs.

Nous arrivons à Siduham, qui fut l'ami intime de Loke, également médecin, qui, de la dissection et des connoissances anatomiques, s'éleva si haut dans l'étude de l'entendement humain ; Syduham a été surnommé l'Hippocrate anglais ; sa théorie a été, à la vérité, mesquine ; mais il avait le génie de l'observation et il fut un observateur pénible et infatigable. On lit avec intérêt et profit, dans sa médecine pratique, l'histoire de ses épidémies, quoique la description des symptômes en soit un peu confuse ; sans avoir peut-être bien médité Hippocrate, il en eut naturellement la finesse du tact et l'exactitude. Quoiqu'il se fut fait presqu'à lui seul son instruction médicale par ses pénibles et profondes méditations, il ne pouvait cependant être original dans une science composée des observations médicales de tous les temps, tandis qu'il fut permis de l'être à Homère et à Corneille, en poësie, où Lafontaine s'est immortalisé dans l'apologue, par un tact tout à la fois de génie et d'instinct qui ne s'est trouvé qu'en lui.

Au commencement du 17e siècle, Bacon dans les sciences exactes, Harvée et Boyle dans la médecine, jetèrent les fondemens de la bonne analyse. Bacon s'occupa particulièrement de la physique animale. Dans son petit écrit intitulé *historia vitæ et mortis*, on rencontre une foule d'observations profondes. Dans son grand ouvrage *de argumentis scientiarum*, il y a quelques chapitres sur la médecine qui contiennent peut-être ce qu'on a dit de meilleur sur sa réforme et son perfectionnement. C'est à Harvée qu'on doit la découverte de la circulation du sang. Boyle a fait des expériences physiques très-intéressantes. Descartes passa une partie de sa vie à disséquer, il approfondit, le premier, les rapports du physique et du moral, il démontra combien les études de l'anatomie et de la médecine peuvent répandre de lumières sur l'étude de la morale, et il s'immortalisa en appliquant l'analyse à la métaphysique.

Boerrhaave fut le médecin le plus célèbre de son temps; de l'étude de la théologie, il se jeta dans l'enseignement des sciences mathématiques et physiques ; il finit par embrasser la médecine, l'esprit déjà enrichi de grandes connoissances. Il donna un grand lustre à l'école de Leyde où il enseigna la médecine. Il s'occupa beaucoup de chimie où il fit de grandes découvertes : il la fit entrer dans un système de médecine qu'il fonda sur l'acrimonie des humeurs et sur la mécanique. Néanmoins il fut plus exact à suivre la pratique d'Hippocrate et des vrais médecins que soumis à ses principes systématiques. Son disciple Wans-Viéten a donné des commentaires très-étendus des ouvrages de son maître sur la médecine et sur la chirurgie. Le système de Boerrhaave qui d'abord domina presque en Europe, a été détruit par l'école de Montpellier.

Hofman, professeur de l'Université de

Halle, créa un nouveau système connu sous le nom de solidisme, qui n'est que le système de Thémison, enrichi par les progrès de la physiologie. Baglivi, qui mourut jeune comme Bichat, et inspira par sa mort prématurée de semblables regrets, était né comme ce dernier pour agrandir l'art. Il avait déjà ébauché le système de Hofman dans son traité *de fibrâ motrice et morbosâ*, et dans les cours qu'il faisait à Rome, où affluaient, pour l'entendre, des élèves de toute l'Europe.

L'école de Montpellier allia avec le solidisme les opinions de Staalh et de Vanhelmon. On a distingué parmi ses professeurs, Sauvages, Borden, Venel, Lamurre, Grimand, Barthez, Fouquet et Dumas. La doctrine de cette école s'est renforcée des découvertes modernes dans les sciences accessoires ; on y a vu briller, en même temps, dans la botanique et dans toute l'histoire naturelle, Antoine Gouan, ami intime de Linnée et correspondant des plus savans naturalistes de l'Europe. On a distingué cette école, par allusion et jeu de mot, en classification systématique de Sauvages, en physiologie rêveuse de Lacaze, en organisme animé de Borden, en sensibilité de Fouquet, en animisme de Grimand, en vitalisme de Barthez et de Dumas.

Dehaller doué d'un génie supérieur propre à utiliser ses grandes conceptions, fut célèbre médecin comme distingué poëte; il sut franchir les raisonnemens et rechercher les faits dans de nombreuses expériences et de profondes observations. Il trouva que la sensibilité et l'irritabilité ne devaient pas être confondues, il fit des recherches heureuses sur la formation des os, sur le mouvement d'extension et de condensation dans leur structure, sur le produit du cal, sur le développement du genre humain dès ses premiers linéamens, sur celui des animaux et sur le progrès successif de leur organisation. Sa physiologie fut le monument le plus riche et le plus brillant qui eut paru jusqu'à lui.

Borden développa le système de la vitalité générale et particulière à chaque organe, il agrandit l'empire du système sensitif.

La physiologie, qui est la connaissance de l'harmonie de la vie, est le flambeau de la médecine et la base de l'entendement humain. Galien, en partie, d'après Hippocrate, Staalh, Vanhelmon, de Haller, Borden sont les médecins jusqu'à nos jours qui ont le plus contribué à la création et aux progrès de la physiologie. S'il n'était pas hors de notre plan de parler des physiologistes plus modernes, nous y joindrions avantageusement Bichat qui a enseigné la physiologie par systèm ed'organe, y a assujetti, pour ainsi dire, la médecine et en a créé une théorie des maladies. Cependant, dès long-temps, il était reconnu que les maladies internes et les maladies externes étaient essentiellement les mêmes, des affections organiques qui ne différaient que par leur position, la différence des organes, et dans le trouble de leurs fonctions et de leurs relations sympathiques, qu'elles présentaient les mêmes indications et exigeaient, à peu près, les mêmes moyens curatifs, théorie qu'on a souvent perdu de vue et qu'on prend trop facilement de nos jours pour une nouvelle création. C'est ici le cas de dire qu'*il n'y a rien de plus nouveau que ce qui a vieilli*. Hippocrate a si bien décrit les crises et les signes qui les annonçaient, qu'on ne peut en douter; mais il faut observer que sa médecine était souvent expectante, que notre pratique plus active peut abréger, et qu'il est plus convenable de prévenir une hémorragie par la saignée, que de l'attendre critique.

La physiologie fait journellement des progrès ; nous en voyons éclore une physiologie pathologique bien essentielle à la connoissance et au traitement des maladies ; ce n'est cependant que la physiologie qui suit et surveille l'harmonie de la vie, altérée par la maladie, dont elle raisonne l'état et la marche dans les affections propres ou relatives des organes et dans l'altération deleurs fonctions, même jusqu'à évaluer à quel degré doivent être ces affections ou ces altérations aux différentes époques de la maladie. L'utilité de la physiologie dans cette application, est inappréciable, elle éclaire le médecin dans le diagnostic, lui rend le pronostic de la maladie plus évident et lui facilite un traitement plus rationnel et plus positif que dans la seule considération vague et trompeuse des symptômes ou dans l'aberration des systèmes.

Il n'est plus possible de récapituler la marche de la médecine et le nombre des ouvrages qu'elle a produits dans le 18e et dans le 19e siècles jusqu'à présent. Les colléges de médecine et de chirurgie se sont multipliés avec distinction dans tout le monde éclairé, l'anatomie y a été profondément enseignée, les Académies ont publié de riches et nombreux mémoires, et il s'est formé des Sociétés qui ont produit de grandes collections ; nous nous bornerons à citer, en France, les dictionnaires des sciences médicales et une savante biographie médicale en huit volumes, qui ne datent que de quelques années. Lorsque les sciences sont parvenues à un point élevé, elles demandent à être ainsi traitées collectivement comme pour les consolider dans leur accroissement par une force de cohérence.

La chirurgie, identifiée à la médecine, s'est élevée presque à la perfection. Très-familiarisée avec l'anatomie, elle a porté les ligatures des vaisseaux jusqu'à l'aorte, elle a osé amputer par ce moyen, avec succès, dans les grandes articulations ; elle fait des amputations partielles d'os pour conserver les membres ; elle fait l'excision d'une grande partie de l'os de la machoire inférieure, malgré le calibre des nombreux vaisseaux qui la couvrent ou qui l'avoisinent. La lithotomie réussit dans tous les appareils ; les calculs sont même extraits de la vessie sans incision par la lithotricie qui se perfectionne journellement ; des pupilles artificielles remplacent les obstruées ; le col squirreux ou cancereux de la matrice, maladie jusqu'à présent jugée mortelle, est extirpé, et déjà plusieurs cures heureuses prouvent que la maladie peut guérir ; les nez détruits sont renouvelés par des nez vivans et sensibles, par la rhinoplastie perfectionnée par le docteur Lisfranc. Cette opération, anciennement pratiquée en Europe et surtout en Italie, a été trouvée en grande activité dans les Indes. La privation du nez a été fréquente, parce qu'elle a été une punition infligée par les lois de divers pays. Le docteur Roux est parvenu par une opération, la staphiloraphie a donner la faculté de parler à des individus dont l'os de la machoire supérieure était entr'ouvert par une scissure à la voûte palatine, vice organique congénital qui s'opposait à toute articulation de mot ; enfin l'auscultation de la poitrine et du bas-ventre est venue éclairer le diagnostic des affections organiques et des épanchemens dans ces capacités.

En réfléchissant sur l'étendue et les variétés des connoissances qu'exige la médecine dont l'étude embrasse presque toutes les sciences, on trouve la vie humaine trop limitée pour qu'un particulier puisse en atteindre la perfection, ce qui a fait dire à Hippocrate : *ars longa, vita brevis* ; art long, vie courte ; et cette vie du médecin se passe dans les sollicitudes, auprès des malades souffrans et de leur famille affligée, et quel intérêt ne doit-il pas y prendre, surtout si la vie du malade est en danger ?

En considérant la médecine dans l'application des moyens curatifs, contre combien de difficultés, souvent insurmontables, n'a-t-elle pas à lutter ? aussi, dans les cas graves, les médecins sont-ils obligés de se réunir en consultation pour s'entr'aider de leurs lumières, et dans les opérations chirurgicales, de leurs conseils et de la main. Il est des maladies qui, dès leur invasion, désorganisent totalement la vie ; il en est qui, d'abord sous les apparences de peu de conséquence, dégénèrent inopinément et deviennent funestes, l'art y restant impuissant ; d'autres malades minés par des désorganisations viscérales, chroniques, succombent sans ressource. On ne saurait compter dans cette classe les innombrables victimes du chagrin. Il est reconnu en physiologie que les passions s'impriment et ont leur siége matériel dans les viscères ; il est aussi reconnu que les passions tristes les altèrent profondément, et il est peu d'hommes en qui le malheur moral augmente la force de l'ame, en élève et trempe le courage à les rendre propres à résister aux atteintes obstinées de la fortune.

Cependant la médecine procure de douces et de fréquentes satisfactions d'après les succès qu'elle obtient ; elle prévient des infirmités longues et douloureuses qui rendraient la vie pénible et même insupportable. Dans ces infirmités elle soulage et réussit à guérir ; dans des maladies, mortelles sans le secours de l'art, elle sait rendre à une famille éplorée, un père, une mère ou un enfant chéri, et à la société un bon citoyen ; alors la médecine a droit au triomphe, comme celui qui sauve un individu du milieu du naufrage ou de tout autre genre de mort évidente. De si beaux résultats ont encouragé de tout temps les médecins à travailler obstinément aux progrès de leur profession, et la médecine en obtient journellement des succès incontestables.

Jean-Jacques Rousseau, malgré ses boulades contre les médecins, finit par convenir que la classe des médecins était d'autant plus estimable, que cette profession était celle qui embrassait et possédait le plus de connaissances : il eût pu ajouter, et qui exigeait le plus de présence d'esprit et de fermeté d'ame dans son exercice. Ne voit-on pas fréquemment les médecins, indépendamment de leur service envers leurs malades, braver personnellement avec zèle et sans crainte les dangers, la contagion la plus active et la mort ; les aller même affronter chez l'étranger, s'inoculer même des maladies pestilentielles, pour étudier de bien près ces maladies dévastatrices, au profit de l'art et pour le salut de la société dans de nouvelles occurrences, et chercher même à détruire pour toujours les causes de ces fléaux.

Telles sont les garanties qu'offre la médecine. Son étude profonde, l'expérience de tous les âges et le concours des sciences accessoires en constituent les bases. Des diversités des opinions inhérentes à l'esprit humain, rejaillissent souvent des jets de lumière dont sait profiter, en médecine, un sage éclétisme contre lequel s'élèvent ordinairement les hommes à système.

Si la médecine parvient souvent à appaiser les douleurs dans les diverses maladies auxquelles l'homme est sujet dans le cours ordinaire de la vie, si elle peut le ramener de la maladie la plus sérieuse à la santé, qu'on n'en exige pas l'immortalité ! L'homme par sa nature doit irrévocablement finir par la mort, terme inévitable de la vie, même pour celui qui a parcouru, sans maladie, la plus longue carrière; dans sa décrépitude, ses sens presque totalement émoussés lui produisent à peine quelques perceptions confuses; déjà il ne vit que végétalement ; on le voit enfin s'éteindre sans agonie et comme s'endormir pour ne plus s'éveiller.

VERS

Lus au Musée, à l'Installation de la Société d'agriculture, sciences, arts et Commerce du Puy, faite par M. DE BASTARD, *préfet de la Haute-Loire.*

NAGUÈRE un préjugé funeste à notre France,
Aux soins de l'aveugle ignorance,
Des agrestes travaux confiait les destins.....
Ces temps sont loin déjà... La charrue outragée,
D'un injuste dédain est aujourd'hui vengée.
Elle n'avilit plus, elle honore nos mains.

Honneur au magistrat qui, dans ce jour prospère,
Vient nous ouvrir le sanctuaire
Elevé par son zèle au culte des beaux arts !
Auprès de ces tableaux, chefs-d'œuvre du génie,
Entre ces monumens du siècle des Césars,

La modeste charrue y figure ennoblie.
Elle te doit, BASTARD, ce succès glorieux.
Cérès comme Minerve a son temple en ces lieux.

Savant, laborieux, magistrat citoyen,
Protège nos travaux et reçois notre offrande.
Pour tes nombreux bienfaits ta bonté ne demande
Que l'hommage du cœur... Seul prix digne du tien.

NOTICE HISTORIQUE

Sur le baron ROQUEPLAN DE LESTRADE, *lieutenant-général des armées du Roi.* (*)

L'HISTOIRE d'un homme qui a jeté quelqu'illustration sur le pays où il reçut le jour, doit nécessairement intéresser ses compatriotes ; il semble qu'elle soit environnée de plus d'attraits lorsqu'on peut suivre plus aisément tous les faits que présente sa vie, interroger les lieux qu'il habita et chercher les traces de sa présence.

Les exemples qu'il laissa, les actions qui le distinguèrent, les services qu'il rendit, tout sera plus grand, plus sublime aux yeux d'un concitoyen, et le souvenir de ses vertus se grave plus profondément dans sa mémoire.

(*) Cette Notice a été insérée dans les Annales de la Société d'agriculture, sciences, arts et commerce du Puy, (année 1827.)

Tel est l'homme : il s'attache avec plus de force aux choses dont il fut le témoin.

Amable-Vincent de Roqueplan de Lestrade naquit au Puy en Velay, le 5 avril 1729. Il fit ses études dans le collége de cette ville. Il avait naturellement l'esprit vif et la conception aisée. D'après ces heureuses dispositions réunies à un physique vigoureux, son éducation fut rapide.

Il entra, à l'âge de quinze ans, en qualité de cadet, dans le régiment de Lyonnais, sous la direction d'un oncle qui y était officier. Il fut blessé, à seize ans, à la bataille de Fontenoy.

Devenu sergent-major de grenadiers, il fut envoyé à la découverte, à la tête d'un détachement; il intercepta un convoi qu'il amena, après en avoir battu et dissipé l'escorte plus nombreuse que sa troupe ; le grade de lieutenant fut le prix de ce premier fait d'armes.

Plus tard, nommé capitaine, il fut toujours employé aux avant-postes, et fit avec distinction les campagnes d'Italie et de Hanovre.

Quelque pénible et lent que fut l'avancement pour les militaires qui n'étaient pas recommandés par la plus haute naissance, le mérite de de Lestrade porta le ministère à un acte de justice. Il fut promu au rang de lieutenant-colonel du régiment de Gâtinois. Il s'embarqua pour l'Amérique, à la tête de ce corps qui reçut alors le nom de *Royal-Auvergne*.

De Lestrade fut chargé d'attaquer, avec douze cents grenadiers ou chasseurs, le fort d'Yorck, poste bien fortifié et à la conservation duquel l'ennemi mettait la plus grande importance. Il était défendu par quatre cents soldats d'élite qui avaient juré de périr plutôt que de se rendre. Il fallait emporter le fort d'un coup de main : l'assaut est donné, l'action devait être vive et de Lestrade commençait à perdre beaucoup de monde. Pour décider sa troupe, il s'élance le premier pour franchir le fossé ; mais renversé d'un coup de biscayen, voyant que ses soldats balançaient : à moi ! s'écrie-t-il, camarades ! si je dois périr ici, que mon corps vous serve de pont pour arriver à l'ennemi ! Sa brave troupe animée par ces mots dignes d'un Spartiate, fit les derniers efforts pour l'arracher des fossés et le porta vers les remparts où il continua à donner ses ordres avec le même sang-froid.

Les Français étaient parvenus à dominer l'ennemi sur ses retranchemens, et leur feu meurtrier plongeait sur lui avec l'avantage du nombre et de la position; de Lestrade, aussi généreux que brave, offrit une honorable capitulation; mais les Anglais persistant à vouloir se défendre, l'ordre fut donné d'enfoncer les portes et de pénétrer à la baïonnette.

Bientôt toute résistance cessant, de Lestrade fit aussi cesser le carnage, et il ne vit pas sans admiration les restes de cette brave garnison dont il n'existait plus un soldat qui n'eût été mutilé. Il ordonna qu'on en prît le plus grand soin et leur fit laisser tous leurs effets.

Quelque temps après la prise du fort d'Yorck, de Lestrade, à la tête de deux mille hommes, reçut l'ordre d'aller surveiller de près le général Cornwallis qui en commandait huit mille sur le bord de la rivière d'Yorck. Le général anglais, qui occupait dans sa ligne de défense les places d'Yorck-

Town et de Glocester, se voyant déjà enveloppé par une marche habile de l'armée franco-américaine, commandée par Washington, et ne recevant pas les secours qu'on lui avait promis, avait inutilement tenté de sauver ses troupes au moyen des embarcations qu'il avait préparées; mais il n'avait pu descendre les fleuves James et Yorck, dont le comte de Grasse occupait l'embouchure avec sa flotte. Il tente de pénétrer par la rivière dans Glocester; le général de Choisy, à la tête d'un détachement, lui coupe encore cette retraite; alors de Lestrade voyant la position critique de l'ennemi, fait ses dispositions pour l'attaquer à la pointe du jour sur son centre, tandis qu'on l'inquiéterait sur ses ailes; il marche à lui, en colonne serrée et à la baïonnette, et réduit les Anglais, qu'il avait en tête, à se rendre ou à être jetés dans la rivière. Alors Cornwallis capitula avec son armée, le 19 octobre 1781, et livra les deux places qu'il occupait avec les forces navales anglaises qui se trouvaient dans le port.

On n'accorda point à Cornwallis, dans la capitulation, les honneurs de la guerre, parce que ces mêmes honneurs avaient été refusés, dix-huit mois auparavant, au général américain Lincoln, lors de la reddition de Charles-Town. Cornowallis, en se rendant, présenta son épée à de Lestrade qui ne voulut pas la recevoir et qui adressa son prisonnier au général en chef Washington.

Le général américain nomma de Lestrade, sur le champ de bataille, brigadier des armées, le décora de l'ordre de Cincinnatus et lui fit présent, au nom des Etats-unis, de deux pièces de canon prises sur l'ennemi. De Lestrade les donna à son régiment, en disant à ses grenadiers qu'ils avaient bien aidé à les gagner. (Ce régiment de *Royal-Auvergne* était composé, en grande partie, d'officiers et de soldats natifs, comme de Lestrade, du Puy même ou du Velay.)

Avant la bataille de Brandy-Wine, le général de Lafayette ayant laissé le commandement de l'aile gauche combinée à de Lestrade, les Anglais feignirent de porter leurs forces contre l'aile droite commandée par Washington; mais leur but était d'écraser de Lestrade en fondant brusquement sur lui par une contre-marche; ils avaient eu connaissance que

Lafayette l'avait quitté, en emmenant avec lui quelques troupes. Les Anglais venaient de s'emparer de Philadelphie, capitale de la Pensylvanie, et de plusieurs autres positions importantes : ils se croyaient maîtres de la campagne et ne s'attendaient pas à une grande résistance. De Lestrade voyant tomber sur lui les forces anglaises, se tourne vers ses soldats : Camarades, suivez-moi et nous vaincrons ! et chargeant soudain l'ennemi, il le bat complétement.

En revenant d'Amérique, de Lestrade fut reçu au cap Saint-Domingue comme en triomphe. Les Dames, au spectacle, lui offrirent des couronnes et lui adressèrent les vers suivans :

Il est donc vrai, vieux soldat de Cythère,
Que tu n'as quitté nos remparts
Que pour apprendre à l'Angleterre
Qu'on peut braver ses léopards.
A ton aspect, le fier Anglais se sauve ;
Et Bellone, pour prix de tes travaux guerriers,
A sans doute voulu que ton front devînt chauve
Pour y placer plus de lauriers.

A son arrivée en France, de Lestrade se présenta à la cour ; comme il avait les cheveux blancs, le front large et chauve, une figure pleine et mâle, le Roi, en le voyant, demanda au ministre de la guerre quelle était cette tête de Saint Pierre ? Sire, répondit le Ministre, c'est un de vos plus braves officiers, de Lestrade ; hé bien, dit le Roi, il faut lui donner de l'avancement ; Sire, reprit le Ministre, il a le temps d'attendre, il peut encore bien servir. De Lestrade était présent ; néanmoins le Roi plus juste dut persister, et de Lestrade fut nommé Maréchal-de-camp.

Il était rentré dans sa famille, lorsque la révolution française arriva. L'amour de la liberté qu'il avait défendue si glorieusement en Amérique, l'espoir de voir améliorer le sort de sa patrie, le fixèrent dans le parti qui lui parut le plus intéresser la France.

A la création de la garde nationale, il en fut nommé commandant en chef dans le département de la Haute-Loire. Toute la population devenait militaire ; cette organisation fut pénible et suivie de troubles. En 1789, de Lestrade accourut se jeter entre une partie de la garde nationale du Puy et la troupe corse, en garnison dans cette ville, injustement provoquée par la premiére. Il exposa sa vie dans cette occasion, en parant un coup de faulx qu'on portait sur la tête du commandant corse, et il rétablit parfaitement la paix et l'union entre la troupe et la bourgeoisie.

Nommé lieutenant-général des armées du Roi, il fut appelé au commandement de la division du Gard. Il fut chargé bientôt après de celui des places de Briançon, d'Embrun et de Mont-Dauphin. Briançon, la clef du Piémont, était menacé par un camp ennemi formé dans son voisinage; il se trouvait dénué de tout moyen de défense en matériel d'armes et de vivres. De Lestrade parvint par son activité à mettre cette place sur un pied respectable.

Ce furent ses derniers travaux; des infirmités le ramenèrent dans ses foyers où, après plusieurs années de souffrances, il mourut le 7 mai 1801, âgé de soixante-douze ans.

www.ingramcontent.com/pod-product-compliance
Ingram Content Group UK Ltd.
Pitfield, Milton Keynes, MK11 3LW, UK
UKHW020346250726
13967UKWH00005B/2140